認知症の理解とその支援

平成28年度 医療法人 瀧田医院公開勉強会より

社会福祉法人仁至会 認知症介護研究・研修大府センター長
柳 務 Tsutomu Yanagi

ゲスト

私の認知症との関わりの経緯
～精神科での認知症治療の役割～

特定医療法人共生会南知多病院 理事長
田中 誠 Makoto Tanaka

パネルディスカッションとQ&A

認知症の介護現場での「現状」と「課題」
～医療法人瀧田医院介護事業を中心に～

編集
瀧田 資也　瀧田 恭代　瀧田 好一郎

まえがき

　認知症は、医療・介護関係者のみではなく市民にも関心があるテーマです。
　そこで医療法人瀧田医院は、認知症のテーマで市民も参加された公開勉強会を開催いたしました。
　講師には社会福祉法人仁至会認知症介護研究・研修大府センター長柳務先生にお願いいたしました。
　先生は[認知症の理解とその支援]というタイトルで、認知症について鳥瞰的にお話をしていただきました。
　さらにゲストとして特定医療法人共生会南知多病院理事長精神科医田中誠先生をお迎えして精神科の観点からお話をしていただきました。
　この度、これらの内容をまとめた講演録を発刊する運びとなりました。
　この講演録が認知症に対して何がしかの拠りどころになれば幸いです。

　改めて講演いただいた柳先生と田中先生にお礼を申し上げます。

　　　　　　　　　医療法人瀧田医院　　瀧田 資也　瀧田 恭代　瀧田 好一郎

※本書は、医療法人瀧田医院が平成28年3月27日に開催した公開勉強会の内容を抜粋し、まとめたものです。

目 次

柳先生との繋がり ………… 4

講演 認知症の理解とその支援 ………… 7
社会福祉法人仁至会 認知症介護研究・研修大府センター長 柳 務

講演 私の認知症との関わりの経緯 ………… 31
～精神科での認知症治療の役割～
特定医療法人共生会南知多病院 理事長 田中 誠

パネルディスカッションとQ&A 認知症の介護現場での「現状」と「課題」 ……… 35
～医療法人瀧田医院介護事業を中心に～

柳先生との繋がり

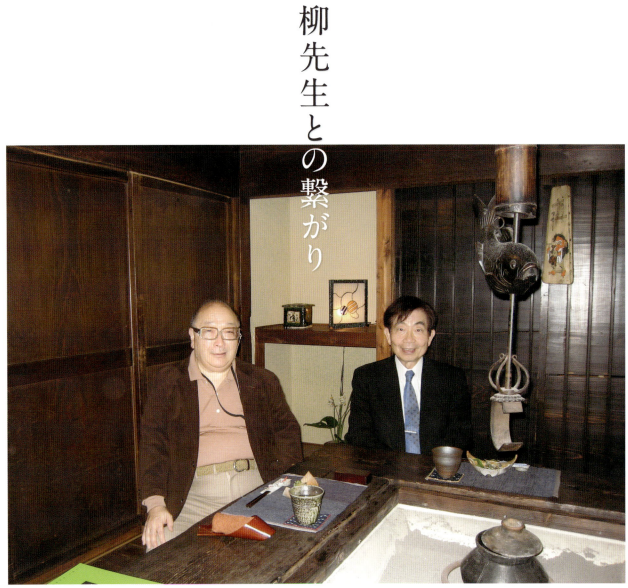

柳先生と常滑で 2008（平成 20）年 11 月

柳先生には、先生がかつて常滑市民病院内科に所属されておられたこともあって長くお世話になっております。

私は、1973（昭和48）年4月、国立名古屋病院（現名古屋医療センター）血液内科から名古屋大学医学部第一内科血液研究室に移籍しました。そして既に同内科神経研究室に所属されておられた先生と、先生が名古屋第二赤十字病院に赴任されるまでの2年間、研究室は違いましたが同内科での研究生活を共にしました。

「ヘモグロビン尿」の論文について

医学書専門の出版会社の医学書院から、先生に同社の臨床医家向けの月刊誌『medicina』の臨床検査の特集での「ヘモグロビン尿」の原稿依頼がありました。が、先生から「ヘモグロビン尿は溶血性貧血の際に生じるので血液研究室に所属している私も参加するように」とのお話しがあり、原稿作成に参加させていただくことになりました。（図表1・2）

今から40年も前のことです。

図表1

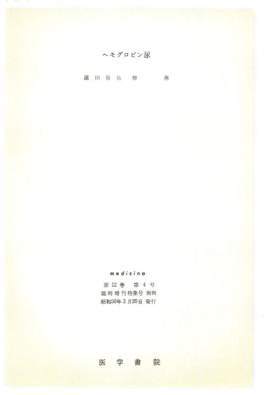

図表2

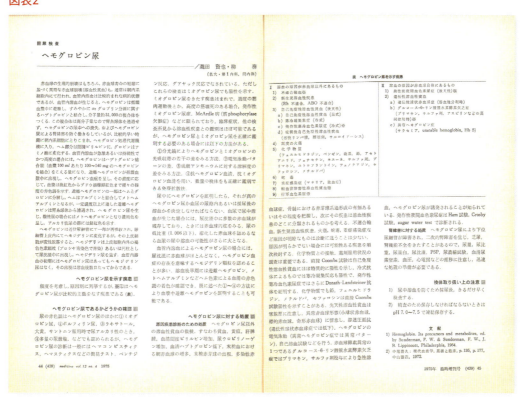

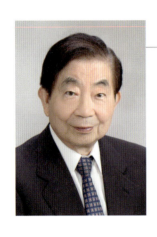

柳 務 先生　略歴

Tsutomu Yanagi

1961(昭和36)年3月
　　名古屋大学医学部卒業
1961(昭和36)年4月～1962(昭和37)年3月
　　中京病院インターン研修
1962(昭和37)年4月～1965(昭和40)年6月
　　常滑市民病院内科
1965(昭和40)年7月～1975(昭和50)年3月
　　名古屋大学医学部第一内科 神経研究室
1975(昭和50)年4月～2000(平成12)年3月
　　名古屋第二赤十字病院 神経内科部長
1977(昭和52)年4月～2003(平成15)年3月
　　名古屋大学医学部講師(非常勤)兼任
1985(昭和60)年4月～1987(昭和62)年3月
　　愛知医科大学講師(非常勤)兼任
1999(平成11)年5月～2001(平成13)年3月
　　名古屋大学医学部臨床教授兼任
2000(平成12)年4月～2001(平成13)年3月
　　名古屋第二赤十字病院 副院長
2001(平成13)年4月～2007(平成19)年3月
　　名古屋第二赤十字病院 院長
2002(平成14)年4月～2007(平成19)年3月
　　藤田保健衛生大学客員教授兼任
2007(平成19)年4月～現在
　　社会福祉法人仁至会 認知症介護研究・研修大府センター長
　　名古屋第二赤十字病院 名誉院長

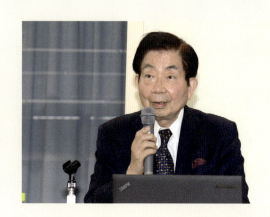

認知症の理解とその支援

社会福祉法人仁至会 認知症介護研究・研修大府センター長
柳 務

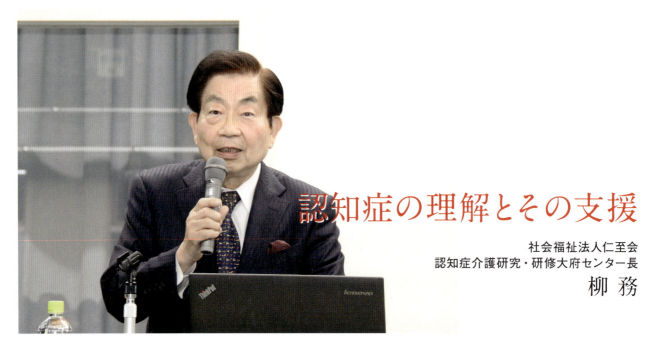

認知症の理解とその支援

社会福祉法人仁至会
認知症介護研究・研修大府センター長
柳 務

司会（瀧田好） 只今より、医療法人瀧田医院の公開勉強会を始めます。

本日は、講師に社会福祉法人仁至会 認知症介護研究・研修大府センター長柳務先生をお迎えして、「認知症の理解とその支援」というテーマで講演いただきます。

柳先生、よろしくお願いいたします。

柳 ご紹介いただいた柳です。本日の私の講演のテーマは「認知症の理解とその支援」です。

認知症の増加

2013（平成25）年、『朝日新聞』に「65歳以上の15％の462万人が認知症。MCI（Mild Cognitive Impairment 軽度認知障害）と呼ばれる予備軍約400万人を合わせると認知症800万人時代。4人に1人が認知症」という衝撃的な記事が出ました。（図表1）

認知症高齢者の割合は加齢と共に急激に増加します。

1992（平成4）年のデータでは65歳から69歳では1.5％、70歳から74歳では3.6％、75歳から79歳では7.1％、80歳から84歳では14.6％と、5歳歳をとるごとに倍々ゲームで認知症の頻度が増えているということであります。そして85歳以上では27.3％が認知症です。現在では40％、つまり2.5人に1人が認知症といわれております。

このように、長生きすると認知症になる確率が高くなるということで、認知症は今や身近で、誰にとっても深刻な、そして重要な課題になっております。（図表2）

認知症の定義

認知症とはどのような疾患なのでしょうか。
従来からの認知症の定義は以下の3点です。

❶ 初めから認知機能が低いのではなく、いったん正常に発達した脳の知的機能が後天的な脳の障害によって持続的に低下している
❷ 記憶などの複数の認知機能障害がある

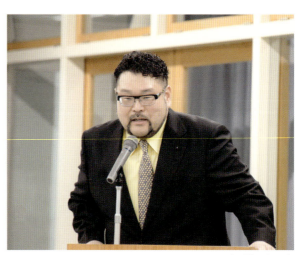

司会：瀧田 好一郎

❸日常生活、社会生活に何らかの支障をきたす状態である（図表3）

❶と❷は医学的な定義ですが、❸は社会的な定義です。
なお認知症は一つの疾患名ではなく、70くらいの多くの疾患を含んでおります。

DSM（Diagnostic and Statistical Manual of Mental Disorders　精神障害の診断と統計マニュアル）はアメリカ精神医学会から出版された、精神障害の分類のための共通言語と標準的な基準を提示している書籍です。
1994（平成6）年に発刊された第Ⅳ版では認知症はDementia（ディメンシア）の名称で載っていて、記憶障害が必須でした。しかしDementiaは痴呆という用語と同様に差別的な用語ということで、19年後の2013（平成25）年に発刊された第5版ではDementiaがMND（Major neurocognitive disorder　重症神経認知機能障害）と名付けられ、記憶障害は必須ではなくなり、実態に即した診断が可能になりました。（図表4）

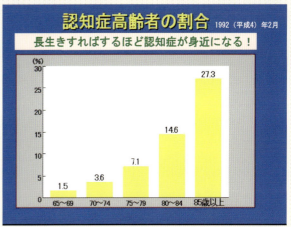

図表5

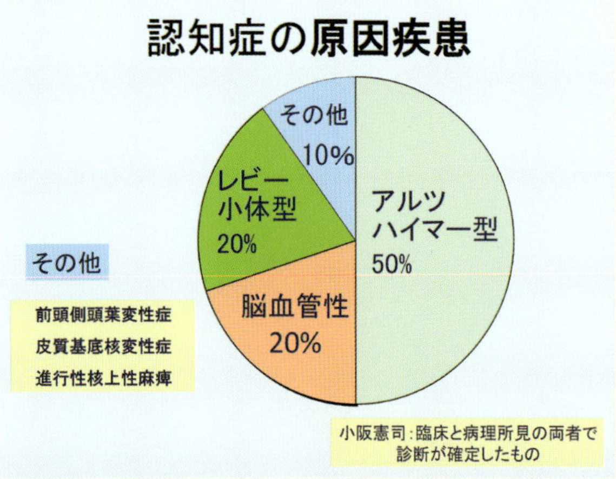

認知症の原因疾患
その他
10%
レビー
小体型
20%
アルツ
ハイマー型
50%
脳血管性
20%
その他
前頭側頭葉変性症
皮質基底核変性症
進行性核上性麻痺
小阪憲司：臨床と病理所見の両者で
診断が確定したもの

図表6

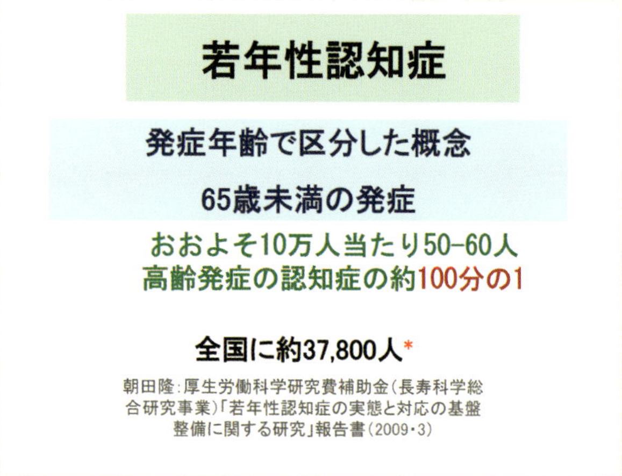

若年性認知症
発症年齢で区分した概念
65歳未満の発症
おおよそ10万人当たり50-60人
高齢発症の認知症の約100分の1
全国に約37,800人*
朝田隆：厚生労働科学研究費補助金（長寿科学総
合研究事業）「若年性認知症の実態と対応の基盤
整備に関する研究」報告書（2009・3）

図表7

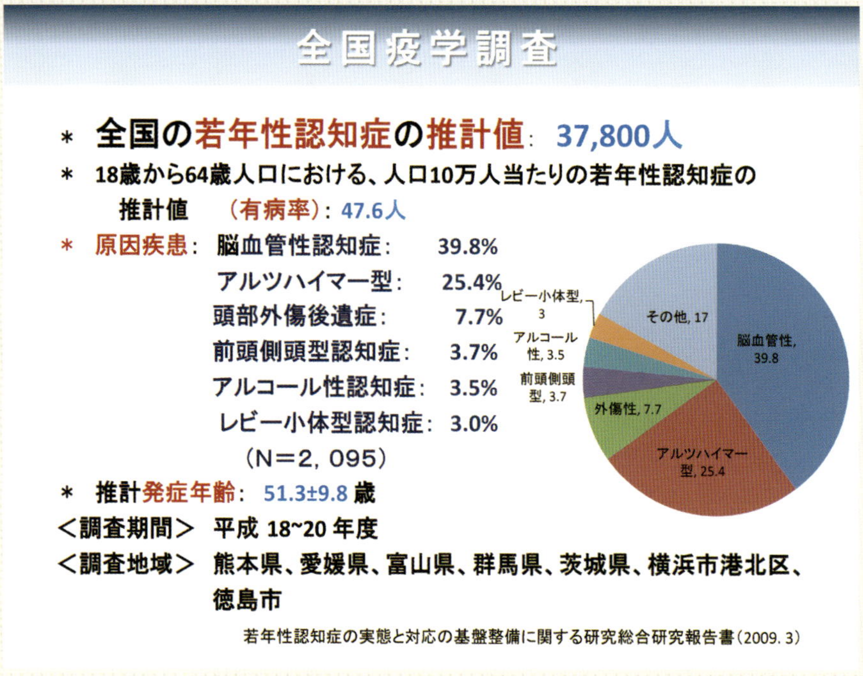

全国疫学調査
* 全国の若年性認知症の推計値：37,800人
* 18歳から64歳人口における、人口10万人当たりの若年性認知症の
推計値　（有病率）：47.6人
* 原因疾患：脳血管性認知症：39.8%
アルツハイマー型：25.4%
頭部外傷後遺症：7.7%
前頭側頭型認知症：3.7%
アルコール性認知症：3.5%
レビー小体型認知症：3.0%
（N＝2，095）
* 推計発症年齢：51.3±9.8 歳
＜調査期間＞ 平成 18~20 年度
＜調査地域＞ 熊本県、愛媛県、富山県、群馬県、茨城県、横浜市港北区、
徳島市
レビー小体型, 3
その他, 17
アルコール性, 3.5
脳血管性, 39.8
前頭側頭型, 3.7
外傷性, 7.7
アルツハイマー型, 25.4
若年性認知症の実態と対応の基盤整備に関する研究総合研究報告書（2009. 3）

認知症の原因疾患

認知症の原因疾患で最も多いのはアルツハイマー病で、半数を占めます。そして脳血管性、レビー小体型、前頭側頭型と続きます。

これらは4大認知症といわれております。（図表5）

若年性認知症

高齢者に多い認知症が65歳未満で発症する場合は若年性認知症と呼んでおります。

若年性認知症の現在の推計値は全国で3万7千8百人で、高齢者認知症の約1％です。（図表6）

原因疾患でもっとも多いのは脳血管性です。アルツハイマー病は第2位、頭部外傷後遺症が第3位で、原因疾患の第1位と第2位の順位は高齢者認知症と逆です。（図表7）

若年性認知症は、働き盛りの現役世代で発症するので一家が経済的に困窮してしまい、大きな社会的な問題になっております。そのために国も若年性認知症対策を重視しております。（図表8）

認知症に対するイメージの変化

認知症の人が初期にはどのような心理状態かということがよく分かるようになったきっかけは、2000（平成12）年の世界アルツハイマーデーの時に若年性認知症のご本人であるクリスティーン・ブライデンさんと越智俊二さんのお二人が壇上に立って自らの切実な気持ちを公表されたことです。

早期から認知症の症状を自覚し、悩みや不安などの内面の世界をご本人自らが的確な言葉で発信されたということは画期的なことでした。それまでは認知症の人と言えば何も分からなくなった人というイメージが固定していた傾向がありましたが、認知症ご本人の生の声を聴いてそのイメージが一変したわけです。

現在は、残存機能を活かしてボランティア活動などで活躍しておられる方も少なくありません。

MCI (Mild Cognitive Impairment 軽度認知障害)

本人そして周囲の人は物忘れがひどくなったと認識していますが、日常生活動作は正常であることから認知症の定義は満たしていない状態です。5年～10年で、また年間15％～20％が認知症に進行しますので、MCIの段階で何とか対処しなければいけません。（図表9）

図表8

若年性認知症の特徴

1. 働き盛りの現役世代
   社会の一員としての役割がある

2. 経済的にも家庭的にも一家の中心
   －子供の教育・結婚等－である

3. 発症早期から認知症を自覚し、悩む
   1) 認知症告知に対するショック、怒り、困惑
   2) 将来に対する恐怖、不安
   3) 友人の離反
   4) 配偶者との関係の変化

図表9

MCI（軽度認知障害）

Petersenら, Neurology 2001

1. 患者本人による「物忘れ」の訴え
   周囲の人により立証されることが望ましい
2. 客観的に記憶障害がある
3. 記憶以外の一般的認知機能は正常範囲
4. 日常生活動作は正常
5. 認知症の定義を満たさない
   臨床認知症評価尺度 CDR：0.5相当　軽い物忘れ
6. 認知症の前段階

（図表10）はMCIと認知症の関係を表したもので、横軸は年齢、縦軸は認知機能が示されています。

誰でも歳をとるに連れて認知機能は下がって来ますが、下がり方が急な人の相当数がMCIそして認知症になります。

かつては進行性と考えられていた認知症も、運動をしたり社会的接触を増やすなどの介入をすれば横ばいの状態になることがあります。特にうつ病が重なっていた場合は元に近い状態になることがあります。

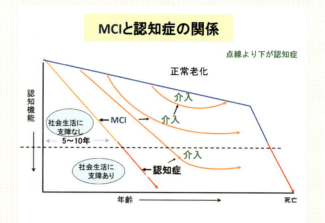

図表10

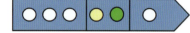

図表11

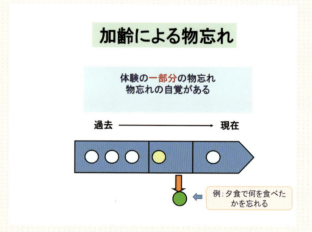

図表12

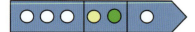

図表13

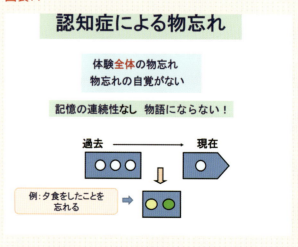

図表14

加齢による物忘れと認知症の物忘れ

加齢による物忘れと認知症による物忘れはどう違うのでしょうか。

私たちは一つ一つの出来事、思い出、エピソードが連なった物語の延長線上に生きているのですが、ある一つのエピソードの記憶が落ちてしまう、例えば夕食で何を食べたかを忘れてしまうというような体験の一部分の物忘れ、つまり自覚がある物忘れは加齢による物忘れです。ところが認知症の物忘れは体験全体の物忘れで、自覚がありません。記憶の連続性がなく、物語になりません。夕食で何を食べたかではなくて、夕食をしたこと自体を忘れてしまうのです。ですから夕食をしたのに、「嫁は私に夕食を食べさせてくれない」と不満を持つようなことが起こるのです。（図表11～14）

認知症の初期の心理状態

このように認知症の人は、過去から現在に繋がる一連の記憶の喪失により物語が繋がらず、自分のアイデンティティが分からなくなり、そのことに強い不安と恐怖を抱き、混乱しています。認知症はアイデンティティを奪う病気とも言えます。

認知症の人の心理、特に初期の心理はどのようでしょうか。

自分が自分でなくなっていく、自分の存在感が感じられなく、いつもの世界が消えて見知らぬ世界に迷い込んだような気持ちになるのだそうです。今まで当たり前だったことが不可解なことの連続になってしまい、不安と緊張に襲われるようになり、ときには「誰か助けて！」というような恐れの気持ちになるということです。（図表15）

認知症の症状

認知症の症状をまとめると、中核症状と周辺症状 ― BPSD（Behavioral and Psychological Symptoms of Dementia 行動・心理症状）に大別されます。

❶中核症状

主な中核症状は記憶障害ですが、他の認知機能障害、例えば見当識、注意力、判断力、実行機能も障害されます。実行機能というのは物事の段取りを立てて、その通り仕事を成し遂げる機能です。認知症では、その障害により何をやっても中途半端になります。（図表16）

図表15

記憶を喪失した認知症の人の心理

自分が自分でなくなっていく
自己存在感が感じられない
いつもの世界が消えて　見知らぬ世界に迷い込む

「何？どこ？いつ？なんで？」
不可解なことの連続
不安と緊張の連続　　恐れ「誰か助けて！」

図表16

中核症状

1. 記憶障害―物忘れ
2. 他の認知機能障害
   見当識：「時間」⇒「場所」
   注意力：
   判断力：
   実行機能：順序よく計画を立てて実行する
   　　　　→ 何をやっても中途半端

進行すると
　　失語、失行、失認

1. 神経細胞の脱落に基づく
2. 程度の差はあるが必ず見られる
3. 経過と共に進行する

❷周辺症状－BPSD

　BPSDは中核症状があるために生ずる心理的ストレスの反応であり、不安、抑うつ、無気力、焦燥、不眠、時には興奮、妄想、幻覚が現れ、徘徊、暴言・暴力、不潔行為、危険行為などが出現します。しかしBPSDは人間関係、環境、健康状態などが関与して起こるものなので必発ではなく、周囲の適切な対応や環境の調整によって出現しなかったり、改善したり、消失したりします。また疾患の重症度と必ずしも平行しないことも分かっております。（図表17・18）

　BPSDの理解で忘れてならないことは、記憶は消えても感情・情緒は正常の状態で残ることです。正常というよりむしろ敏感になっていますので、相手がどのように思っているかという心の奥底を本能的に感知してしまいます。認知症の人は物忘れによる不安や焦燥感で常にストレスを抱えた生活をしていて、その辛さを言葉で伝えることが難しくなっているので、そのはけ口としてBPSDが出現するのです。したがって認知症の人の心を推測して"人"としての尊厳を重んじ、共感的な態度で対応することが必要です。（図表19）

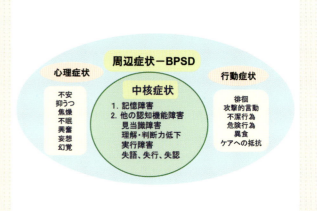

図表17

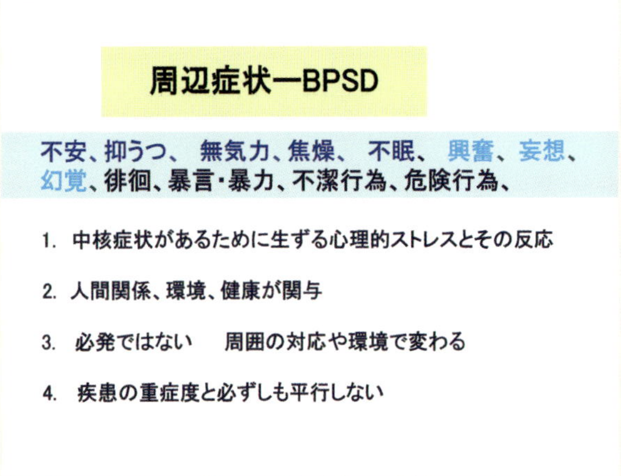

図表18

図表19

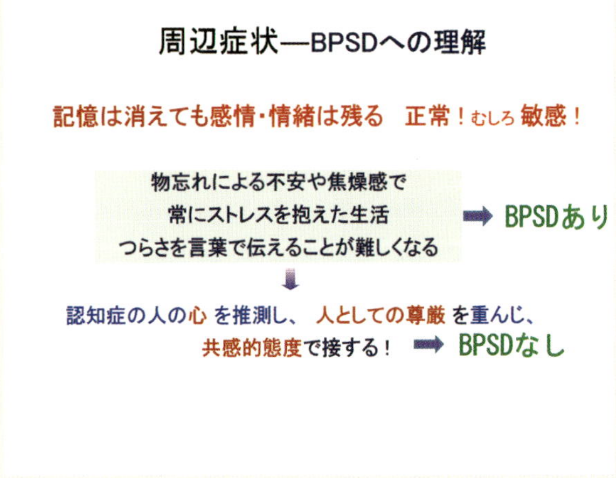

認知症で障害される脳の部位と機能

　認知症で障害される脳の部位と機能について概説します。

　記憶を司る場所は海馬(かいば)で、脳の内側・深部に位置しています。

　海馬の語源です。海馬はタツノオトシゴに似た形をしているのですが、タツノオトシゴの英語はsea horse（海馬）なので海馬という説と、ギリシャ神話に登場する海の神として信仰されてきたポセイドンがまたがる馬の前肢の形に似ているので海馬という説があります。

　人間の五感から入る記憶は全て海馬に到達して短期記憶になりますが、寝ている間に選別された強烈な記憶、必要な記憶が大脳皮質の方に移って長期記憶になります。つまり睡眠は記憶を保存する重要な役割を果たしています。

（図表20）

図表20

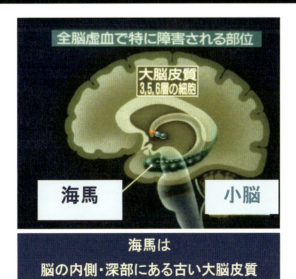

海馬の前方には情動を司る扁桃体があります。扁桃体は海馬の記憶に情動的な価値判断を加えます。したがって記憶には楽しい、嫌な、そして悲しい思い出などの記憶があります。なお記憶がなくなっても感情や情緒は残ることから、扁桃体は海馬よりも遅れて障害されると考えられます。

　側頭・頭頂連合野は空間認知機能に関与しています。動いている物を眺める時、視覚情報はまず一次視覚野である後頭葉に行き、そこから物体の形を認識する大脳の腹側の側頭葉のwhat経路と、物体の位置・方向を認識する大脳の背側の頭頂葉のwhere経路に分かれます。what経路の障害で誰の顔かを判別できなくなり、where経路の障害で表情、ジェスチャー、視線を認識できなくなります。なお認知症ではwhat経路は障害されやすく、where経路は障害されにくいということがあります。

　前頭前野は人間の人間たる所以である場所、つまり深い思考や創造性、あるいは行動・感情の制御（我慢）に関係している場所で、複数の仕事を並行して行うための記憶のワーキングメモリー（作業記憶）を司っております。（図表21～23）

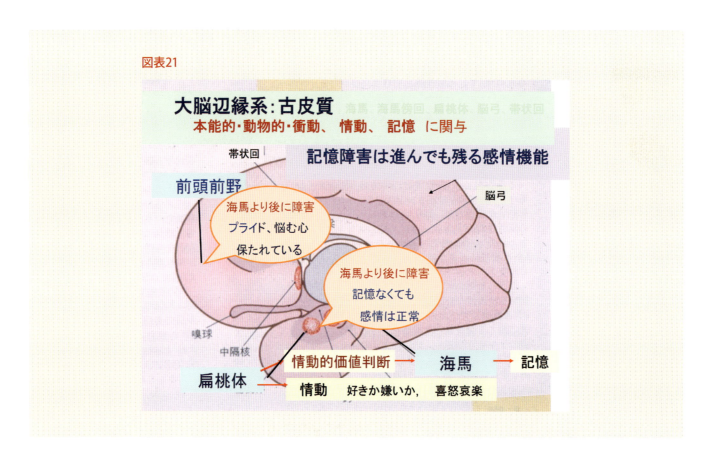

図表22

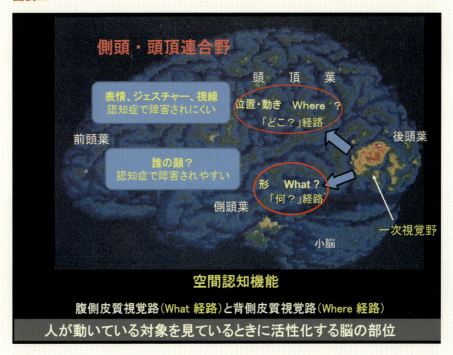

図表23

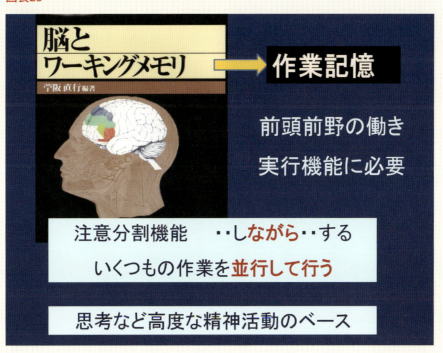

認知症の鑑別診断

　認知症と鑑別する疾患にはうつ病やせん妄があります。認知症の初期にはうつ状態になりますし、うつ病では記憶障害を伴いますので、初期には鑑別診断は簡単ではありません。認知症をうつ病と診断されている人も少なくないのです。

　4大認知症以外の認知症らしいという場合は、原因疾患は何か、治癒可能な認知症かということが問題になります。特発性正常圧水頭症や慢性硬膜下血腫は早期に診断して早期に手術をすれば治癒が可能で、認知症状も消失します。（図表24）

　4大認知症につき要点を解説いたします。

❶アルツハイマー病

　アルツハイマー病の名は、最初の症例報告をしたドイツの精神科医アロイス・アルツハイマーに由来しています。アルツハイマーは今から約100年前の1906年、51歳の女性の詳細な臨床と解剖所見を発表しました。（図表25）

　アルツハイマー病では最初に海馬、次いで側頭・頭頂連合野、最後に前頭前野が侵されるのが一般的です。したがってアルツハイマー病では通常短期記憶やエピソード記憶の障害で始まります。約半数に物盗られ妄想が出現します。自分がしまい忘れたのに物が盗られたと言い張るのです。対象が身近な人、例えば介護してくれる家族の場合が多いので家族は困り切ってしまいます。ところが前以て家族に被害妄想の起こるわけを説明しておきますと3割は治療が不要になると言われています。それでも解決しない場合には気分転換のためにデイサービスやデイケアを利用しますと3割が解決すると言われています。興味や関心が薄れ、服装にも無頓着になることがあります。女性がおしゃれをしなくなったら危険信号です。前頭前野のワーキングメモリーが障害されますので複数の仕事を並行して行うことが困難になり一つしかできなくなります。例えば認知症の人は料理をしている時に宅配が来ると、その対応をしているうちに料理のことを忘れてしまって鍋を焦がしてしまいます。鍋を焦がすことが3回続いたら認知症が疑われます。また感情的に抑制ができず、涙もろくなります。（図表26）

　また「周囲から取り残されたくない」という心理から自身の欠陥を隠し、相手の会話に合わせようとする「取り繕い反応」があります。前頭葉機能である社会性が残っているのです。（図表27）

図表26

アルツハイマー病の初期症状

1. 名前など固有名詞が出ない。→会話で「**あれ、それ**」が増える
2. 短期記憶の障害（**物忘れ**）
   ドアの閉め忘れ　置き忘れ　**しまい忘れ**→もの盗られ妄想
   同じことを**繰り返し話し**たり、**尋ね**たりする
   新しいことが覚えられない　約束を忘れる
3. **興味**や関心が薄れる　**意欲**がなくなる
   好きなこともしなくなる　会合などの外出をしない
   おしゃれをしない。**服装**に無頓着。身なりがだらしなくなる
4. 2つの作業を並行して行えない　1つならできる　**鍋を焦がす**
5. 複雑な話を理解できない　**言葉**がうまく出ない
6. 情動の制御力の低下
   悲しいTVや感動で涙もろい→感性豊か？前頭前野の老化！
   怒りっぽい　**短気**　家族との口げんかが増える

図表27

取り繕い反応

アルツハイマー病の特徴

「周囲から取り残されたくない」という心理から、
自身の欠陥を隠し、
相手の会話に合わせるようとする反応

前頭葉機能である**社会性**が残っている

注目すべきは、空間認知機能は初期から障害されることです。例えば二つ重なった五角形を見ながら別の紙に正しく模写をすることができない、字は読めるがまっすぐに行を追うことができない、漢字を正しく書くことができない、時計の絵を正しく描くことができないなどです。ボディーイメージ（身体図式）が障害されますと、自分の身体の位置関係が認識できず、目的に合わせて体を動かすことができなくなります。したがって手指でキツネやハトの恰好を真似しようとしても上手くできません。四肢や体を手順良く動かして風呂に入ることも困難になります。
（図表28〜31）

図表28

アルツハイマー病では空間認識機能が早期から障害される
- 二つの重なった五角形を見ながら別の紙に模写をさせるテストで正しく模写出来ない

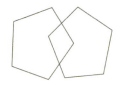

- 漢字が正しく書けない

《出典》田平 武. アルツハイマー・ワクチン -認知症 予防・治療の最前線. 中央法規. 2007

図表29

アルツハイマー病では空間の認識機能が障害されるので時計の絵を描くことが苦手になる

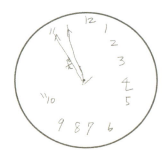

《出典》田平 武. アルツハイマー・ワクチン -認知症 予防・治療の最前線. 中央法規. 2007

図表30

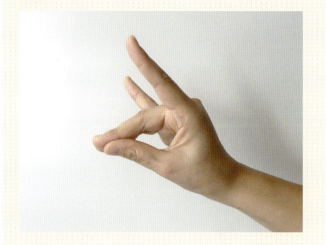

図表31

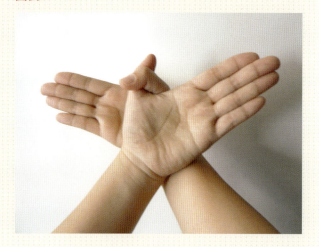

長寿医療研究センター脳機能再生研究室中村昭範室長と共同研究のパソコン版ノンバーバルコミュニケーションテストという非言語的なコミュニケーションテストの結果をお示しいたします。

　有名人の顔写真やさまざまな表情の人の写真を見せて、認知症32名と健常者63名で比較しました。相手を特定できない比率は、認知症の症状が進むほど急激に下がりました。ところが表情を読み取る力は健常者と差はありませんでした。MMSEが13点の認知症の成績をレーダーチャートで見てみますと、誰の顔かということはまったく分からなかったのですが、表情、視線、ジェスチャーは明瞭に認識することはできました。（図表32・33）

図表32

| (1) 練習（数字弁別）　：1 or 2 |
| (2) 単純図形の弁別　　：○ or □ |
| (3) 顔の男女弁別　　　：男 or 女 |
| (4) 顔の同定　　　　　：知っている顔 or 知らない顔 |
| (5) 顔の表情弁別　　　：怒っている顔 or 笑っている顔 |
| (6) 視線の弁別　　　　：自分を見ている or 自分を見ていない |

パソコン版Nonverbal Communication Test（NCT-PC）
パソコンの画面にランダムに呈示される図形を弁別・判断し、①または②のボタンを素速く押す
（各20問─60問）
正答率のみでなく、反応時間も詳細に測定出来る

図表33

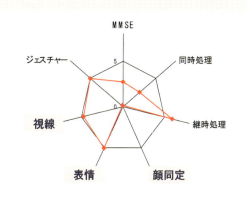

中等度認知症高齢者（MMSE 13点）

アルツハイマー病はどのような機序で発症するのでしょうか。

　アルツハイマーが報告したアルツハイマー病患者の主要な剖検病理所見は老人斑沈着、神経原線維変化そして神経細胞脱落です。老人斑はいわゆる脳の染みで、アルツハイマーが報告した100年後の現在、アミロイドβ（Aβ）であるということが分かっております。

　アミロイドβは30歳代から少しずつ出現します。加齢と共に増加したアミロイドβは神経細胞の周辺に沈着します。二つ、三つ、さらに重なって老人斑となり、神経細胞の機能を低下させます。機能が低下した神経細胞の内にタウが入り込んで神経原線維変化が起こり、神経細胞はやがて死滅・脱落します。

　このようにアルツハイマー病の発症にアミロイドβが最初に関わっているということで、アルツハイマー病の病因説としてアミロイド仮説があります。

　重要なことは認知症の症状が出現する約15年前からタウが出現し、その約10年前からアミロイドβが溜まり始めるということです。（図表34〜39）

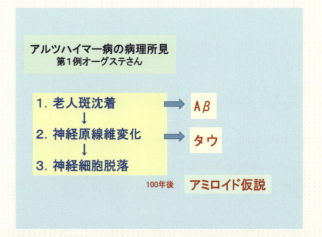

図表34

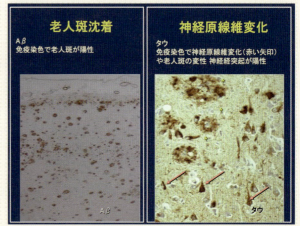

図表35

〈原図〉金沢大学 神経内科 山田 正仁

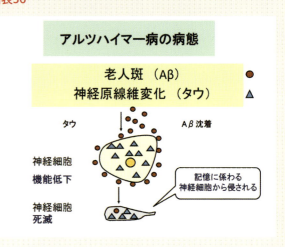

図表36

図表37

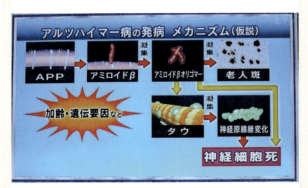

APP（amyloid precursor protein） アミロイド前駆体タンパク質

図表38

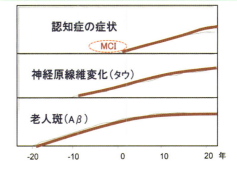

《出典》田平 武．アルツハイマー・ワクチン -認知症 予防・治療の最前線．中央法規．2007

図表39

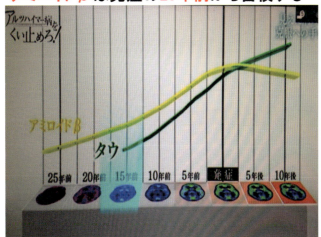

NHK クローズアップ現代 平成26年1月21日放映

アルツハイマー病の予防や治療は何時から必要かと言うと、なるべく早ければ早いほど良いわけで、アミロイドβが脳に溜まり始める発症の25年前くらいから、つまり40歳くらいからが良いということになります。運動はアミロイドβの脳への溜まり方を少なくするという報告もあります。アミロイドβが脳に溜まるのを減らし、除去する方策に今世界中の製薬業界が努力しております。ワクチン療法の可能性も考えられておりますが、重大な副作用の克服などが課題です。（図表40）

アミロイドβの脳への沈着はアミロイドPETで画像として把握できます。神経細胞死の直接的要因であるタウの沈着については、日本で2013年にその画像化が成功しました。タウPETです。（図表41・42）

❷脳血管性認知障害

ラクナ梗塞は脳の深部の細い血管が詰る脳梗塞で、大きさが直径1.5cm未満の場合を言い、大部分の方は70歳を過ぎますと一つか二つはあります。数が少なければ何ら自覚症状はありませんが、沢山できますと認知機能に影響して来ます。

ビンスワンガー病は高血圧を長年放置していた場合に大脳白質が広く障害されて記憶障害、思考力の低下、人格変化、失見当識、仮性球麻痺などの症状が年々進行していきます。

脳血管性認知症の症状はアルツハイマー病のように次第に進行するのではなくて階段状に進行します。また脳の血液循環の状態によって症状に変動があります。

なお脳血管性認知症では人格は比較的保たれているので、脳血管性認知症の方の遺書は信頼性があるという裁定が出たことがあります。（図表43）

❸レビー小体型認知症

精神科医小阪憲司先生が1976年に発見した認知症です。小阪先生はレビー小体型認知症として世界的に認知されるまでに20年かかったと述懐しておられます。（図表44）

パーキンソン病ではαシヌクレインという物質から成るレビー小体が脳幹に分布していることは以前から分かっておりましたが、レビー小体型認知症では大脳皮質に分布しています。しかし経過を追いますとレビー小体型認知症でも脳幹に出現し、パーキンソン病でも大脳皮質に出現することから、パーキンソン病とレビー小体型認知症は進

図表40

アルツハイマー病の予防・治療はいつから必要か？

早ければ早いほど良い！

アミロイドβが
脳に溜まり始める発症の**25年前**くらいから！
40歳くらいから！

図表41

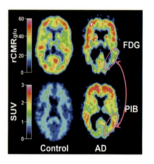

FDG-PET ‥ 脳血流、ブドウ糖代謝
PIB-PET（アミロイドPET） ‥ アミロイドβ

図表42

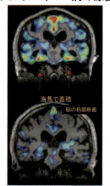

アルツハイマー病の原因物質タウの画像化成功

Tau-ligand PET

米科学誌ニューロン電子版
2013年9月19日

放射線医学総合研究所（千葉市）
の樋口真人チームが開発

2013年9月19日　読売新聞、毎日新聞　報道

行場所の順序が違うだけで本質的には同じ病気だということを小阪先生は唱えておられます。（図表45）

レビー小体型認知症の症状は変動が激しく、レム睡眠行動障害である寝言を言ったり、起き上がって家族を叩いたりすることがあります。また自律神経症状も見られます。自律神経機能検査の一つであるMIBG心筋シンチグラフィは診断的価値が高い検査です。

❹前頭側頭型認知症（ピック病）

前頭葉と側頭葉が選択的に限局的に萎縮します。

特有の人格障害が出現し、抑制が効かずに反社会的な行動、例えば万引をすることもあります。皆が話をしている場で非常に盛り上がっていても突然さっと立ち去ってしまうような身勝手な行動をすることもあります。同じ言葉を繰り返すとか、訳の分からない言葉を発したりします。また同じ時刻に同じ所を散歩するような、いつも同じことをする常同行動も特徴的な症状です。（図表46）

図表43

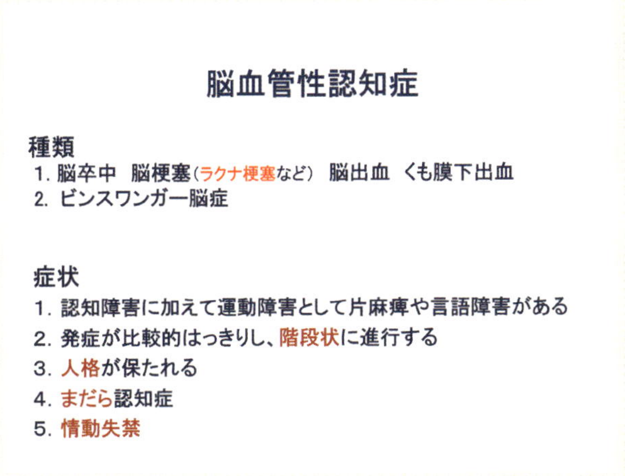

脳血管性認知症

種類
1. 脳卒中　脳梗塞（ラクナ梗塞など）　脳出血　くも膜下出血
2. ビンスワンガー脳症

症状
1. 認知障害に加えて運動障害として片麻痺や言語障害がある
2. 発症が比較的はっきりし、階段状に進行する
3. 人格が保たれる
4. まだら認知症
5. 情動失禁

図表44

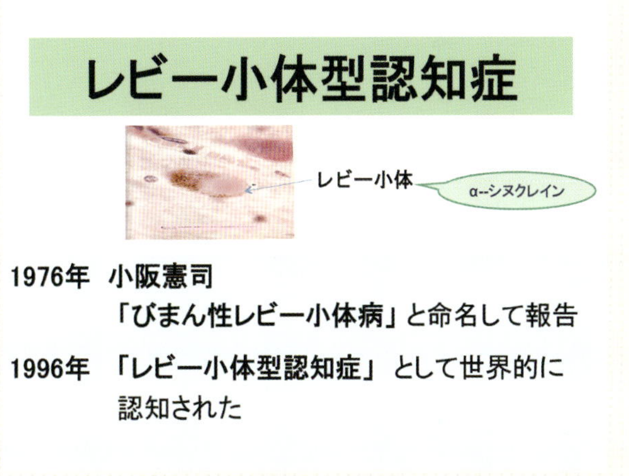

レビー小体型認知症

レビー小体　α-シヌクレイン

1976年　小阪憲司
「びまん性レビー小体病」と命名して報告

1996年　「レビー小体型認知症」として世界的に認知された

図表45

パーキンソン病　　レビー小体型認知症
この２つは同一の疾患である（小阪）

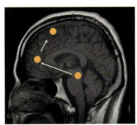
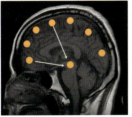

レビー小体＝αシヌクレイン
脳幹→大脳皮質　　　　　大脳皮質→脳幹

図表46

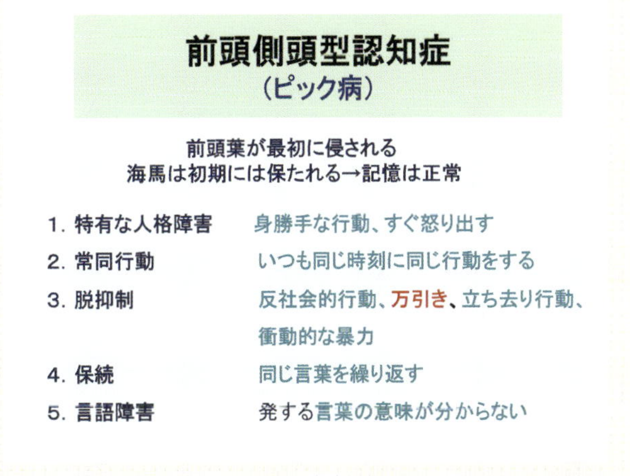

前頭側頭型認知症
（ピック病）

前頭葉が最初に侵される
海馬は初期には保たれる→記憶は正常

1. 特有な人格障害　　身勝手な行動、すぐ怒り出す
2. 常同行動　　　　　いつも同じ時刻に同じ行動をする
3. 脱抑制　　　　　　反社会的行動、万引き、立ち去り行動、衝動的な暴力
4. 保続　　　　　　　同じ言葉を繰り返す
5. 言語障害　　　　　発する言葉の意味が分からない

認知症の診断手順

認知症の診断手順をお示しいたします。

経験を積んだ医師なら難しい検査をしなくても症状や言動でほとんど診断が付きます。

認知機能テストは補助的診断法として有用です。MRIは脳の萎縮が明瞭でないアルツハイマー病の初期には有用ではありませんが、特発性正常圧水頭症や慢性硬膜下血腫で起きる認知症の鑑別診断には有用です。脳血流シンチのSPECTはアルツハイマー病の初期より有用です。脳脊髄液を採ってアルツハイマー病の原因物質のアミロイドβやタウの濃度を調べる検査は診断的価値は高いのですが、痛みを伴う侵襲的検査であることが難点です。最近、血液検査でアルツハイマー病を診断する研究がなされております。（図表47）

認知症の治療

認知症の治療には薬物治療と非薬物治療があります。

薬物治療についてはあとから色々とお話が出るかと思いますので、ここでは省略いたします。

非薬物治療としては音楽療法、回想法、学習療法などがありますが、質の高いケアであるパーソン・センタード・ケアが重要です。（図表48）

パーソン・センタード・ケアは、1989年、英国のブラッドフォード大学トム・キットウッド心理学教授が認知症のケアの理念として提唱した、認知症の人の視点に立つケア、認知症の人の個別性を尊重するケア、認知症の人の物語を尊重するケアです。（図表49）

キットウッド教授が開発したDCM (Dementia Care Mapping 認知症ケアマッピング) は介護施設でパーソン・センタード・ケアが推進されているかどうかを調べる観察評価方法です。

マッパーという一定の教育を受けて資格を取った人が、介護施設に行って、利用者とケアに関わっているスタッフの両方を見ながら、認知症の利用者の、例えば話すこと、物事に従事することなどの行動を、歩行・会話などの日常生活を分類した行動カテゴリーに基づいて5分ごとに6時間から8時間かけて評価するものです。

ふらふらして頼りなく歩いていても、楽しそうに歩いていればプラスと評価します。しっかりした足取りで歩いていても、悲しそうに、つまらなそうに歩いていればマイナスと評価します。＋5、＋3、＋1、－1、－3、－5の6段階で評価します。その結果をケアスタッフのカンファレンスの時にディスカッションして、ケアプランの改善に反映させていきます。認知症介護研究・研修大府センターが主催する3日間の研修を受け、テストに合格するとDCMのマッパーと認定され、DCMを使用することが許可されます。なお研修には8万円の受講料が必要です。（図表50）

そのほかの介護技法についてお話いたします。

バリデーションは米国のソーシャルワーカーのナオミ・フェイルが開発した、傾聴と共感を基本とする介護技法です。傾聴というのは、とにかく認知症の方の話をじっくり聞くことです。共感というのは、怒りであろうと、どのような感情表現であろうと、全部それを受け止めることです。つまり認知症の人の気持ちになることです。14のテクニックがありますが、その中で特に重視されているテクニックはアイコンタクトとタッチングです。

ユマニチュードはフランスのケア技法に関する研究および教育を行っているジネスト・マレスコッティ研究所長のイヴ・ジネストが開発した、見る、話す、触れる、立つという四つの視点からの介護技法です。必ず相手と同じ目線で正面からじっと見つめます。目が合ってから2秒ぐらい間隔を置いてゆっくりと優しく話します。背中からゆっくりと優しく触れます。最後に手を触れます。なお顔は安易に触れてはいけません。立たせることも重要です。立つということは自分は人間だということを自覚させ、満足させます。

どちらもパーソン・センタード・ケアです。（図表51）

図表47

認知症の診断手順

1. 症状： 問診（病歴）、神経学的診察
2. 認知機能テスト（神経心理学的テスト）
   （改訂 長谷川式簡易知能評価スケール、MMSEなど）
3. 画像診断：
   形態　　CT、MRI
   血流　　SPECT
   代謝　　PET
4. 生化学的マーカー
   脳脊髄液検査
   $A\beta_{40, 42}$ ↓　　タウ蛋白 ↑　　リン酸化タウ蛋白 ↑

図表48

認知症の治療

1. 薬物療法
   - ドネペジル（アリセプト）
   - ガランタミン（レミニール）
   - メマンチン（メマリー）
   - リバスチグミン（リバスタッチパッチ、イクセロンパッチ）

2. 非薬物療法
   - 回想法　音楽療法　学習療法　など
   - パーソン・センタード・ケア

図表49

パーソン・センタード・ケア　認知症ケアの理念

利用者の視点に立つケア

個別性（その人らしさ）を尊重するケア

認知症の人が社会との関わりを持ち、
人間として尊重されていると実感できるケア

図表50

DCM（認知症ケアマッピング）

観察者： マッパーの資格をもつ人がケア現場でパーソン・センタードなケアかどうか実態を観察し、評価する
観察の対象： 利用者と、そのケアに関わるスタッフ
観察するポイント：
　① 23の行動カテゴリーコードの どの行動をしているか
　② その行動の時 どんな感情、気分でいるか
　③ 他者や物と どう関わっているか
評価：　＋5、＋3、＋1、－1、－3、－5 の6段階で評価する
記録：　5分ごとに6時間にわたり記録し、地図（マップ）に描く

フィードバック：　ケアスタッフに結果をカンファレンス等で伝え、ディスカッションし、ケアプランに反映させる

図表51

主な介護技法

○ バリデーション

傾聴と共感 を基本とするコミュニケーション技法
14の基本テクニック（アイコンタクト タッチング）

○ ユマニチュード

1. 見る　同じ高さの目線で、正面から　アイコンタクト
2. 話す　2秒後に！　ゆっくり　優しく
3. 触れる　広く　背中から　手へ
　　　　　顔はプライベート・ゾーン　タッチ・ケア
　　　　　　掴まない！　　引っ張らない！
4. 立つ　人間としての尊厳　リハビリ効果

図表52

Nun Study （修道女研究）
100才の美しい脳 （スノードン著・2004年）

75歳以上の修道女678名の検査と献脳によるデータ集積

（米国ノートルダム教育修道女会）

ブラークの病理ステージ分類	生前認知症と診断された率
ステージ Ⅰ、Ⅱ	22 %
ステージ Ⅲ、Ⅳ	43 %
ステージ Ⅴ、Ⅵ	70 %

ステージ Ⅴ、Ⅵの30 %は,生前認知症がなく
「アクティブ・ライフ」を送った者！
その者は若い頃から
プラス思考　語彙が豊富　他者や社会との繋がりが深い
↓
脳の神経回路網が豊富

認知症への対応

　認知症への対応で参考になる研究として、生前の生活歴と死後の脳の病理所見との相関を調べた米国の疫学が専門のデヴィド・スノードンによるナン・スタディ（修道女研究）があります。75歳以上の678名の修道女に「貴女が亡くなられた時は脳を解剖させて下さい」という了解を得て始まった研究で、今でも続いております。修道院では修道女の生活歴が全部記録されていますので、修道院は生前の生活歴と死後の脳の病理所見を対比するには格好な場所なのです。

　神経原線維変化に基づくブラークの病理ステージ分類のステージが進むにつれて、生前に認知症と判定されていた比率は高くなり、最重症のⅤ、Ⅵでは70％が生前に認知症と診断されています。しかし見方を変えると、Ⅴ、Ⅵでも30％の人は認知症ではないということになります。この30％の人たちの生前の生活状況や生活歴の記録を調査しますと、生前にアクティブライフを送った人たちであったことが分かりました。つまり若い頃からプラス思考で、語彙が豊富で、人のお世話をしたり、世間によく出たりして他者や社会との繋がりが深い人たちであったということです。医学的に言えば神経細胞とシナプスから成る脳の神経回路網が豊富であった人たちであったということです。（図表52）

　シナプスは一つの神経細胞に10～3万あります。シナプスは刺激されると強化され、刺激されないと退化してしまう特徴があります。（図表53）

　シナプスの働きは覚えることです。シナプスの数を増やして脳の神経回路網を豊富にするには❶繰り返し学習する ❷新しいことに挑戦する ❸好きなこと、興味のあることに集中することです。（図表54）

　「忘れないコツ」は 繰り返す、関連づける、試す（誰かから面白いニュースや話を聞いた時、それを雑談の際に友人に話したり、帰宅して家族に話したりする）ことを実行することです。（図表55）

　これらを実行することによって認知症にならないようにしたいものです。

ご清聴ありがとうございました。

図表53

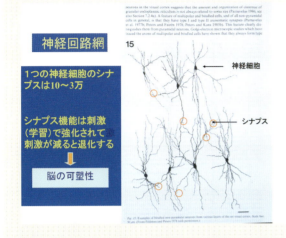

神経回路網

1つの神経細胞のシナプスは10～3万

シナプス機能は刺激（学習）で強化されて刺激が減ると退化する

⇒ 脳の可塑性

図表54

シナプスの働きは覚えること！

シナプスの数を増やして
脳の神経回路網を豊富にするには

1) 繰り返し学習する
2) 好奇心→新しいことに挑戦する
3) 好きなこと、興味のあることに集中する

図表55

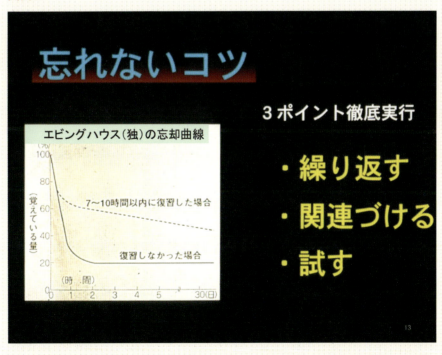

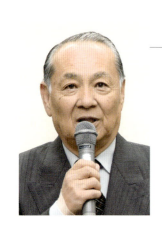

田中 誠 先生　略歴

Makoto Tanaka

1973（昭和48）年 3月		東京慈恵会医科大学卒
1973（昭和48）年 4月		東京慈恵会医科大学付属病院精神科研修
1976（昭和51）年 4月		特定医療法人共生会 南知多病院
1986（昭和61）年 9月		特定医療法人共生会 南知多病院　院長
2002（平成14）年10月		特定医療法人共生会 南知多病院　理事長・院長
2008（平成20）年 9月		特定医療法人共生会 南知多病院　理事長

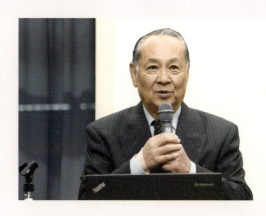

私の認知症との関わりの経緯
～精神科での認知症治療の役割～

特定医療法人共生会南知多病院 理事長

田中 誠

私の認知症との関わりの経緯
～精神科での認知症治療の役割～

特定医療法人共生会南知多病院 理事長
田中 誠

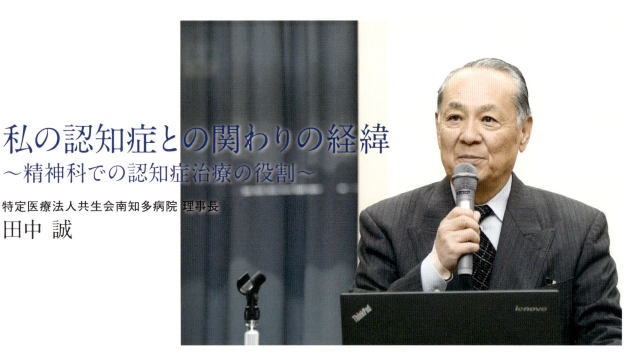

司会（瀧田好） 特定医療法人共生会南知多病院理事長田中誠先生をゲストとしてお迎えして、認知症を精神科の立場からお話しいただきます。

田中先生、よろしくお願いいたします。

田中 ご紹介いただきました田中です。

本日は、まず私が精神科医として、さらに精神病院の南知多病院が認知症とどのように関わって来たかということをお話しして、そのあとに精神科での認知症治療についてお話しをいたします。

認知症との出会い

私は、1973（昭和48）年、東京慈恵会医科大学を卒業し、同大学付属病院精神科で2年間の研修を受けました。

主任教授の新福尚武先生は初老期痴呆（認知症）を研究テーマの一つとされており、大学病院の病棟には多くの認知症患者が入院していました。

長谷川和夫助教授は1974（昭和49）年に長谷川式認知症スケールを開発され、その後、聖マリアンナ医科大学教授そして学長になられました。

当時、アルツハイマー病はまだ少数でした。ピック病やヤコブ病はさらに少数でした。その他、梅毒の進行麻痺の患者がおり、その内の数名の主治医を任されました。

1976（昭和51）年に南知多病院に戻ってからは、統合失調症が中心で認知症と関わる機会はほとんどありませんでした。

そのような状況下で、50歳代の女性でアルツハイマー病と診断されたケースがありました。

その方は他の医療機関で診察を受けていましたが、失外套症候群※となったために南知多病院に転医しました。が、しばらくして亡くなりました。

※大脳の機能が失われ自ら話したり動いたり認識したりすることができなく、精神的な反応はほとんどなくなる病状

南知多病院での認知症治療の歴史

統合失調症は、昭和60～70年代には有効な薬物が開発されて長期の入院が不必要となり、在宅へと変わっていきました。

それに伴い、国は精神科病院に認知症治療を期待するということとなりました。

南知多病院では高齢の精神病患者に対する介護を中心とする老人病棟を1978（昭和53）年に設け、認知症患者を受け入れるようにしました。

現在、精神科急性期治療病棟と認知症治療病棟が設けられていて、認知症患者の多くはそれらの病棟に入院しております。

結果、毎月の入院患者の約40名の半分は認知症がらみとなりました。

精神科での認知症治療

精神科と他の科との最も大きな違いは、他の科が専ら医療を行うのに対して、精神科は医療と保護を行っていることです。

さらに医療は人権問題から精神保健福祉法に則って展開されています。そのために精神保健指定医（昔の鑑定医）という制度があります。

保護に強制入院や隔離・拘束の行動制限が含まれます。自傷他害など命に関わる状態の時にはどうしても行動制限が必要となるのです。

したがって精神科での認知症治療、例えばアルツハイマー型認知症治療では、初期に起こるBPSDの「もの盗られ妄想」「幻視・幻聴」などに付随して起こる自殺企図・暴言暴力・性的逸脱行動などをターゲットとしています。BPSDは神経症のような軽いもの、うつ病や躁病などのような中等度のもの、統合失調症のような重度のものまで様々です。

最近はレビー小体型認知症のように単に精神症状ばかりではなく、自律神経症状やパーキンソン症状が前景にあって全身を診る必要があるケースも多く、当院では内科、脳外科、整形外科の医師と連携しております。このように、いろいろな診療科の医師と精神科の医師が協力して行う医療を「リエゾン（Liaison―つなぐという意味のフランス語）医療」と言います。

ここで、在宅・介護施設・一般病棟での管理が困難となって南知多病院に入院したケースの内、レビー小体型認知症を提示いたします。

> 症例：79歳女性；X-1年8月、両手リストカット・首カットなどの重篤な自殺企図の症状で当院入院。
> MMSE 15/30点。ノイズパレイドリアテスト※ 4/40点。
> 頭部CTで中等度の脳萎縮・大脳白質に虚血性変化を認め、レビー小体型認知症と診断・治療。

※壁のしみや雲の形が人の顔や動物の姿に見える現象であるパレイドリアを誘発してレビー小体型認知症患者の中核症状の一つの幻視を見つけるテスト

このようにレビー小体型認知症では、激越的な自殺企図があったり、うつ病のような症状が出ることがあり、どうしても一般病院で管理できない時期があり、精神科の入院の対象になります。

精神科におけるBPSD治療

国立長寿医療研究センター精神科精神診療部長服部英幸先生らは、BPSDを過活動状態（興奮）と低活動状態（うつ）に分け、さらに興奮群は幻覚、妄想など22の症候に、うつ群は抑うつ、悲哀など5症候に分けて介護現場の初期対応法や薬物治療を述べておられます。

医療法人社団京浜会理事長・京浜病院院長熊谷賴佳先生らは、アルツハイマー型認知症を❶混乱期、❷依存期、❸昼夢期の3段階に分けて、それぞれの介護現場の初期対応法や薬物治療を述べておられます。

❶混乱期
脳の興奮状態で、不眠・もうろう・せん妄状態となることで、被害妄想や多動・徘徊・興奮が起こるとされています。過去の人生におけるトラウマなどが密接に関係しています。表情は苦悩に満ち、眉間にしわが寄っています。
むやみな身体的接触を少なくし、個室対応など静かな環境での療養が必要です。
少量の向精神病薬がよく効きます。

❷依存期
焦燥感・易怒が出やすく、困っている表情を示したり、無表情から急に怒り出したりします。一人になることが不安で、にぎやかな環境にすると良いことも多いのです。
抗てんかん薬が有効の場合もあります。

❸昼夢期
自分がつくった妄想の世界に閉じこもり、それを壊されると再び混乱期や昼夢期に逆戻りすることがあります。眉間に皺がなく、うれしそうな幸せそうな表情をすることもあります。
薬物は使用する必要はなくなります。（図表）

参考にして下さい。

ご清聴ありがとうございました。

図表

熊谷式3段階分類での介護のポイント

混乱期

苦悩に満ちた険しい表情
眉間にしわを寄せている

介護のポイント
- 混乱期の患者は、すべてが敵に見えている
- むやみに身体に触れずに、必要な介護はしっかり行い、不必要な介入は控える
- 神経過敏になりすぎた精神状態をほどよく鎮静させる必要がある
- 個室が望ましく、部屋は明るいままで、テレビやラジオよりも、歌や人の声のしないリラクゼーション音楽を聴かせる

依存期
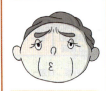
- 困惑、困った表情
- 無表情で怒りだす

介護のポイント
- 依存期の患者は、一人になることへの不安でいっぱい
- 誰かしら見えるところか、声が届くところに連れて行く
- 執着心が強く、しつこくなり、何度も同じ話を繰り返すが、無視したりせず、根気よく聞くことが大切である
- テレビやラジオから人の声が聞こえると落ち着く

昼夢期
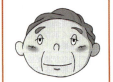
- 眉間にしわはなく、何やら落ち着いた、嬉しそう、幸せそうな表情

介護のポイント
- 昼夢期の患者は、外出、外泊をして外の世界に慣れさせる
- 在宅復帰が困難なときは、外出・外泊が目標のない現実を際立たせてしまうこともある
- 自分がつくった夢の中、妄想の世界に居たいのに、否定されたり、壊したりされると、依存期や混乱期に逆戻りする

出典：2012.10.26熊谷頼佳著
誰でもわかる熊谷式3段階認知症治療介護ガイドBOOK

注：「BPSD初期対応ガイドライン」服部英幸・編集 ライフサイエンス社
「すぐ実践できる介護・看護スタッフの3期分類を活用した新・認知症ケア」熊谷頼佳監修 第一法規
「熊谷式3段階認知症治療介護ガイドBOOK」熊谷頼佳著 国際商業出版

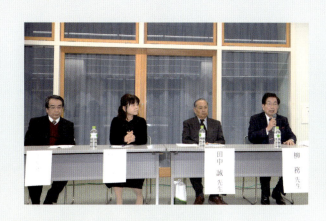

パネルディスカッションとQ&A
認知症の介護現場での「現状」と「課題」
~医療法人瀧田医院介護事業を中心に~

社会福祉法人仁至会 認知症介護研究・研修大府センター長	柳 務
特定医療法人共生会南知多病院 理事長	田中 誠
同病院 院長	牧 佐知子
同病院 名誉院長	中根 藤七
医療法人瀧田医院 介護福祉士	高橋 裕二（ゆうじ）
同医院 看護師	山口 政子（まさこ）
同医院 作業療法士	竹内 千年（ちとし）
同医院 ケアマネジャー	高橋 順代（のぶよ）

パネルディスカッションとQ&A
認知症の介護現場での「現状」と「課題」
〜医療法人瀧田医院介護事業を中心に〜

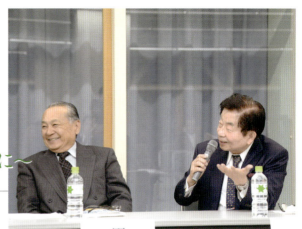

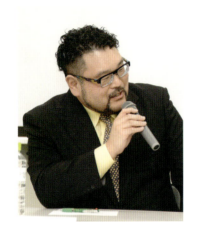

司会　瀧田 好一郎

司会（瀧田好）　それでは認知症の介護現場での「現状」と「課題」についてのパネルディスカッションを始めます。

　まず医療法人瀧田医院理事瀧田恭代から「医療法人瀧田医院の介護事業」について紹介いたします。続いて医療法人瀧田医院の介護事業の認知症の介護の現状・課題について、介護、看護、リハビリテーション（以下リハビリ）、ケアマネジメントの、それぞれ職種別の代表から発表いたします。

瀧田恭　「医療法人瀧田医院の介護事業」について紹介いたします。瀧田医院(本院)リハビリ館では短時間通所リハビリ。タキタデイプラザ内タキタシニアプラザでは居宅介護支援、訪問介護、通所介護ー1号館、通所リハビリー2号館、そして瀧田医院分院では訪問看護、訪問リハビリ、居宅療養管理指導（訪問診療、訪問栄養指導）。

　たきたやわらぎ邸は住宅型有料老人ホームですので、介護保険下の介護サービスは各事業所の介護事業によってなされております。（図表1）

　通所リハビリ、通所介護、たきたやわらぎ邸での認知症利用者の比率は順に高くなっており、各事業の性格を反映しております。（図表2）

　「常磐晒（ときわさらし）」は1872(明治5)年創業の「木綿問屋　瀧田商店」がルーツの「瀧田繊維株式会社」（代表取締役社長は医療法人瀧田医院理事長　瀧田資也）の経営の衣類や雑貨などの販売、喫茶の店で、たきたやわらぎ邸の入居者にもお越しいただいております。介護者もお越しいただいて、介護上の悩みを打ち明け合う"認知症カフェ"のような場になればと思っております。（図表3〜8）

パネルディスカッションとQ&A 認知症の介護現場での「現状」と「課題」
～医療法人瀧田医院介護事業を中心に～

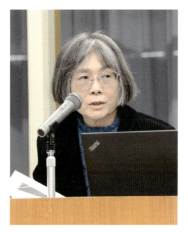

瀧田 恭代

図表1

医療法人瀧田医院の介護

● 瀧田医院（本院）
　★ リハビリテーション館　・短時間通所リハビリ（デイケア）

● タキタデイプラザ
　★ タキタシニアプラザ　・居宅介護支援（ケアマネジメント）
　　　　　　　　　　　　・訪問介護
　　　　　　　　　　　　・通所介護（デイサービス）
　　　　　　　　　　　　・通所リハビリ（デイケア）
　★ 瀧田医院分院　　　　・訪問看護
　　　　　　　　　　　　・訪問リハビリ
　　　　　　　　　　　　・居宅療養管理指導
　　　　　　　　　　　　　（訪問診療、訪問栄養指導）

● たきたやわらぎ邸

図表2

認知症利用者の比率

通所リハビリ	通所介護	たきたやわらぎ邸
29.1%	61.5%	68.6%
（30人/103人）	（24人/39人）	（24人/35人）

図表3

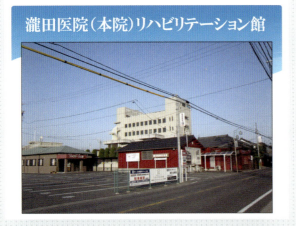

瀧田医院(本院)リハビリテーション館

図表4

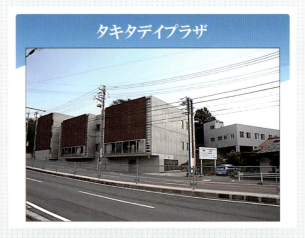

タキタデイプラザ

図表5

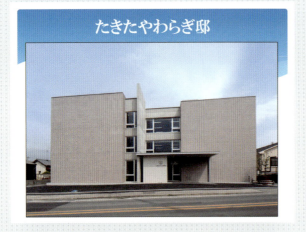

たきたやわらぎ邸

図表6

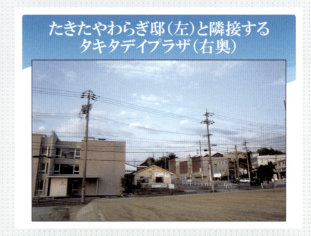

たきたやわらぎ邸(左)と隣接するタキタデイプラザ(右奥)

図表7

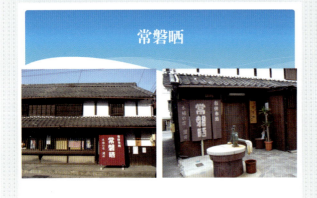

常磐晒

図表8

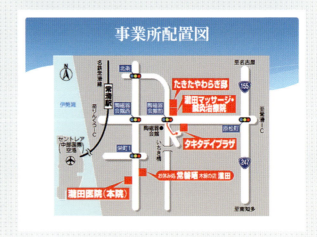

事業所配置図

パネルディスカッションとQ&A 認知症の介護現場での「現状」と「課題」
～医療法人瀧田医院介護事業を中心に～

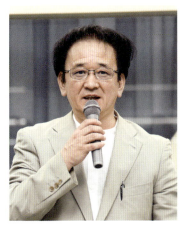

介護福祉士　高橋 裕二

介護の立場から
介護福祉士　高橋 裕二

　通所介護では「認知症介護実践者研修修了資格者」2名が常駐して認知症の介護に当たっております。通所リハビリでは認知症を含む利用者が平成28年2月6日に開催された常滑市小学生サッカー交流大会の記念に向けて千羽鶴を3千羽折りました。目標があっての作業は意欲も湧き、楽しいものになりました。訪問介護は、現在、たきたやわらぎ邸のみでの活動です。

　たきたやわらぎ邸は住宅型有料老人ホームではありますが介護職員は常駐しており、夜間は夜勤2名で対応しております。

　たきたやわらぎ邸も開所時より3年経過して、開所時からの入居者は"より"高齢化するのに伴って介護度、認知レベルは進行していますので、介護力をより向上させるために研修に励んでいる毎日です。

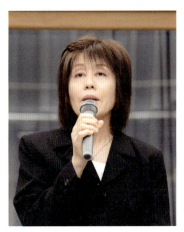

看護師　山口 政子

看護の立場から
看護師　山口 政子

　訪問看護、通所介護、通所リハビリでは健康チェックを中心に看護をしております。

　たきたやわらぎ邸は住宅型有料老人ホームではありますが看護師が日昼は2名常駐しており、夜間は異常時に備えて待機制度を設けております。また通所介護と通所リハビリ担当の看護師が週に一度、参加者と一緒に約20分間体操、その後約10分間歌って、入居者のADLの向上に努めております。

　認知症の介護をするうえで示唆に富む5年前の訪問看護での事例がありましたのでご紹介いたします。

　当時80歳の、糖尿病と認知症がある独居の女性です。

　ケアマネジメントと訪問介護は他施設で、訪問看護と訪問診療は瀧田医院分院です。

　嫁がれた娘さんと一緒に3カ月に一度、認知症専門医療機関を受診して、認知症の薬と向精神安定剤の投薬を受けておられました。5年前の"ある"訪問看護時、ちょっとしたことから急に非常に興奮され、訪問看護師に暴力行為を振るったことがありました。その要因として、きちんと認知症の薬と向精神安定剤が服薬なされていな

かったことがあったので、瀧田医院分院から2週に一度病状を見ながら認知症薬と向精神安定剤の投薬を開始し、さらに毎日午前中に一度の訪問介護の監視下で1日に一度服薬してもらうことにしました。結果、興奮状況は次第に消失していきました。現在、訪問診療を中止して、1カ月に一度娘さんと一緒に瀧田医院分院の外来を受診されています。

　高齢の独居の認知症の人の服薬管理のむつかしさを経験した事例でした。

　これからも認知症の人に寄り添う看護を心掛けて参りたいと思います。

リハビリの立場から
作業療法士　竹内 千年

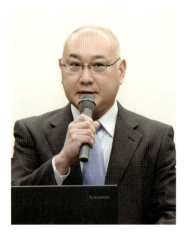

作業療法士　竹内 千年

　通所リハビリ以外、通所介護の機能訓練と訪問リハビリに関わっております。

　たきたやわらぎ邸には通所リハビリと訪問リハビリで関わっております。

　訪問リハビリの際に屋外に歩行訓練に行って、利用者が疲れた時などに一緒にベンチに腰掛けて目に映るいろいろな風景などについてお話をすることがあります。そして目に映るいろいろな風景の写真を撮って、屋外の歩行訓練から帰って一緒に写真を見ながら、「これ、美しかったですね」などと話しかけますと、認知症の人の場合に何か分からないような、ちょっと困ったような表情をしておられることがあります。これが認知症なのだと実感している次第です。

日ごろ認知症の方のリハビリに係わっているなかで
●日中傾眠傾向がある場合
●頻回にトイレに行きたいと訴える場合
●リハビリを拒否する場合
●症状の変動が激しい場合

などの対応が課題です。よろしくお願いいたします。

パネルディスカッションとQ&A 認知症の介護現場での「現状」と「課題」
～医療法人瀧田医院介護事業を中心に～

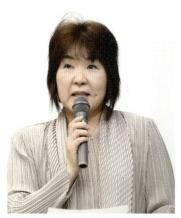

ケアマネジャー　高橋 順代

ケアマネジメントの立場から
ケアマネジャー　高橋 順代

　認知症のケアプラン作成と今後の地域社会ネットワーク形成への期待についてお話させていただきます。

　認知症の症状、とくにBPSDは介護者の身体的、精神的な負担は大きく、ときには介護者が危険に曝されることもあります。介護者が今後の不安で悩み、苦しんでおられる時に、ケアマネジャーとして介護者のニーズに則した生活支援ができるようなケアプランの作成を考えております。BPSDの変化が激しいケース、例えば優しかったご主人が、人が変わったように奥さんに暴言を吐いたり、時には暴力行為を行ったりするケースでは、奥さんは日々恐怖を感じられており、何とかこの状態から逃れたい気持ちが強かったりします。奥さんは、ご主人を認知症専門の病院に連れて行くべきか、連れて行くとしても本人は納得してくれるだろうか、行けたとしても検査を受けてくれるだろうかと不安です。また、お嫁さんが義母は「認知症ではないか」と思っても、ご主人や義きょうだいが「そうではない」と思っている場合、お嫁さんは一人で悩んでおります。このような時、ケアマネジャーとして何ができるかを考えます。まず主治医に今後の方針を決めていただきます。しかし、このことがスムーズに運ばない場合、ケアマネジャー自ら支援を考えねばなりません。しかし、なかなか不安を軽減できるような助言ができません。もし駆け込み寺のようなところがあれば、そこの担当者が今後の方向性を見極めて認知症専門の病院の紹介を手配下さって認知症専門の病院を受診することができ、治療がなされて症状が落ち着いた時点で自宅に戻ることができ、そこからケアマネジャーがまた介入することができます。

　認知症の早期発見、早期介入がケアマネジャー個人の力だけでは不十分な場合が多いので地域で協力するネットワーク形成が大切になって来ます。常滑市の地域包括ケアシステムの構築に期待いたします。

司会　それでは、柳先生、田中先生、よろしくお願いいたします。なお、南知多病院から田中先生以外に精神科医牧佐知子院長、脳外科医中根藤七名誉院長（現半田市立半田病院名誉院長）もお越しいただいておりますのでよろしくお願いいたします。

Q 日中傾眠傾向がある場合の対応について。

A 柳　正常な人が行っている医学的な原則に基づく日内リズムの整え方を少し時間が掛かりますが、認知症の方にも適応すべきと思います。

　日内リズムは太陽の光線で整えられます。決まった時刻に起きて決まった時刻に寝ることは認知症の方では難しいかもしれませんけれど心掛けることです。

　朝起きたら外へ出て太陽の光に当たることが大事です。そうしますと睡眠を促すメラトニンの機能がストップして覚醒状態になります。逆に夕方に強い光を浴びてはいけません。施設の中で太陽の光に当たることができなかったら、明るい部屋に連れて行くことが大事です。

田中　せん妄が出て夜間はずーと起きていて昼間は寝てしまう、いわゆる昼夜逆転の場合があります。昼夜逆転の原因として服用している薬の影響もあります。例えばメマリーを20㎎使いますと傾眠状態になることがありますので注意が必要です。

　きちんと睡眠が取れる薬物療法も必要かと思います。ただ高齢者にはベンゾジアゼピン系睡眠薬はふらつきや脱力感が強いなどの副作用が多く出現することもあって、非ベンゾジアゼピン系睡眠薬のスボレキサント（ベルソムラ）がよく使用されています。

Q 頻回にトイレに行きたいと訴える場合の対応について。

A 田中　まずは過活動性膀胱を疑われたら如何でしょうか。過活動性膀胱ですと、今、薬物療法が非常に発達しております。なお便秘になるだけでおかしくなってしまう方がいるので便秘対策も重要です。

牧　トイレに行ったばかりであることを忘れて「失敗しないように」という思いで再度トイレ行きを訴える場合や、高齢のために膀胱の蓄尿力が低下している場合なども考えられます。ここでは、記憶の

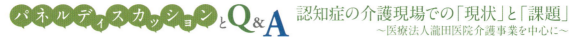

パネルディスカッションとQ&A 認知症の介護現場での「現状」と「課題」
～医療法人瀧田医院介護事業を中心に～

連続性や親しい人との繋がりが減少していくことで表面化する、漠然とした見捨てられ不安が背景にある場合を考えたいと思います。排泄支援に留まらず、不安のサインと受け取り、立ち止まってお話をするなど、その方との一対一でお付き合いするチャンスとしてみては如何でしょうか。

Q リハビリを拒否する場合の対応について。

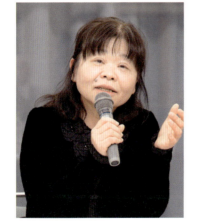

牧 佐知子 先生

A 牧 私たちの病院でもいつも遭遇する問題です。
ご本人は、「私は今どのような状況にあるのか分からない。目の前にいる人、あるいは隣にいる人が何をしようとしているのか分からない」ということではないでしょうか。つまり、自分の身を守るための拒否と考えては如何でしょうか。そこで、まずは寄り添うことを基本にして、そばにいることが大切と思います。そのうちに何かしら関わりが出て来たら、リハビリをお誘いしてみてはと思います。

Q 症状の変動が激しい場合の対応について。

A 柳 認知症のケアには標準的なケアと個別的ケアがありますが、後者はケースによってさまざまで教科書に対処法は書いてありません。基本的には言葉掛けが大切です。しかし、それだけで解決することは少ないです。実際に体験をした方と情報交換をすることが良いと思います。情報交換をする場として認知症カフェがあり、さまざまな場所にあります。認知症カフェの情報は地域包括支援センターが持っております。

Q 認知症の専門医に紹介するタイミングについて。

A 柳　どの認知症かを鑑別する必要がある時は神経内科の認知症の専門医に紹介されたらと思います。

　介護者がＢＰＳＤに戸惑う時は精神科の認知症の専門医に紹介されたらと思います。

田中　柳先生がおっしゃられるように、介護者がＢＰＳＤに戸惑う時は精神科に来て下さることは結構です。ただ、精神病院に最初から「はい、はい」とついて来られる方はまずいないです。そこで南知多病院の場合は海がそばなので、「海を見に行こうか」「魚を食べに行こうか」と誘って何とか病院に連れて来ていただければ看護師、精神保健福祉士、臨床心理士が対応いたします。

中根　知多半島では認知症で入院できる病院はあまりありませんが、南知多病院には40床の認知症病棟があります。

　気楽に早めに連れて来ていただければ、認知症病棟で２週間から４週間の短期間入院して向精神薬などを上手に使って落ち着いたところで退院していただくことは可能です。

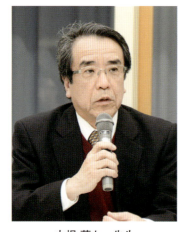

中根 藤七　先生

Q 認知症の薬の使い方について。

A 田中　一般に、元気のない人にはドネペジル（アリセプト）、元気のあり過ぎる人にはメマンチン（メマリー）という使い分けをします。なおドネペジルの容量を増やした時に症状が不安定になる方があります。またメマンチンの容量を増やした時に前述の傾眠状態になること以外、めまいが起こることがあります。

　介護施設に戻ってもらう場合に、介護施設では高額な薬は使えないということで認知症の薬を断腸の思いで切らなくてはならないことがあります。しかし、本当は認知機能の維持ということで継続して使っていきたい場合が多々あります。

パネルディスカッションとQ&A 認知症の介護現場での「現状」と「課題」
~医療法人瀧田医院介護事業を中心に~

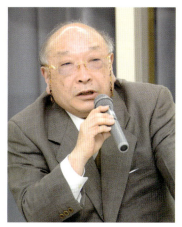

瀧田 資也

瀧田資　補足させていただきます。一口に介護施設と言いましても医療機関である介護老人保健施設（老人保健施設）、介護療養型医療施設（療養病床）と非医療機関である介護老人福祉施設（特別養護老人ホーム）、有料老人ホーム、軽費有料老人ホームなどがあります。前者では医療費も介護保険下の介護費に含まれますので、認知症の薬のような高額の薬を使いますと介護費を超えてしまうために施設の持ち出しになってしまい、認知症の薬はなかなか使われません。しかし後者では医療は医療保険下の医療費で対応されますからそのような問題は生じません。

Q 体の健康と認知症と関係について。

A **柳**　大いに関係があります。認知症への非常に大きな要因はメタボリック症候群です。
　なお糖尿病は、以前は動脈硬化が進んだ結果脳血管障害が起こりやすくなって脳血管障害性認知症の原因になり得ると言われておりました。しかし現在は、糖代謝異常が脳細胞のエネルギーの代謝に悪影響を与えるということで、糖尿病そのものがアルツハイマー病の原因になることが分かっております。

Q 認知症が進むことにより食事に興味を示さない場合の摂食介助の対応について。

A 牧　言葉が分からなくなって来ていることと同じように食事をすることが分からなくなって来ているのかもしれません。小さなお子さんを育てていく場合と同じように声掛けをすることも必要です。

　濃い味でないと分からなくなっておられる方や味がまったく分からなくなっておられる方もおみえです。そうしますと健康には優しい薄味が美味しくないと思えることもあるので、少しハッキリとした味付けにしてみて、お食事への反応を見ていただいては如何でしょうか。

柳　摂食介助の際、心を開かせるためにユマニチュード療法などをしたらと思います。

Q 「物が盗られた」との訴えがあった場合、介護職員は否定せずに一緒に居室を探して対応していますが、「物があった」ことが確認された時に「あかんなぁ。私は」と落ち込んでしまわれた場合の対応について。

A 田中　「物が盗られた」との訴えがあった場合、当初は「物が盗られた」と信じ切っているので、むやみに否定せずに一緒に捜すことは必要なことです。その際に関心事を他のことに向けて「物が無くなった」ことを忘れてもらうことができればと思います。

　「あかんなぁ。私は」と言われた時こそ、「人には思い違いはよくある」ということを納得させるチャンスです。

Q 施設に入所している祖母が認知症です。面会に行って祖母に喜んでもらえることは。

A 田中　まずは日常のお話をされることです。次に認知症の人は最近のことは覚えていないが過去のことは覚えていることが多いので、自分が幼かった頃にお祖母様とどのような楽しい思い出があったかを話すことです。

パネルディスカッションとQ&A 認知症の介護現場での「現状」と「課題」
~医療法人瀧田医院介護事業を中心に~

Q 都会に生活している認知症の人が田舎の介護施設に入るための転居の影響について。

A 柳　認知症の人は環境の変化に適応することが難しく、転居することで混乱されます。周囲の人の十分なフォローが必要です。
田中　育った土地などの馴染みの土地に転居するのであれば、安心されるかもしれません。

Q 認知症の人のケアに関わる介護職員のストレスケアについて。

A 柳　認知症の人の不可解な行動もその内面の世界を理解すれば納得できる行動と受け止めることができ、ストレスの解消になると思います。
田中　介護職は人道的な職種であると思えば、ストレスの解消になると思います。

司会　フロアに常滑市福祉部部長の岩田久喜(ひさよし)さんがおられますので、常滑市の地域包括ケアシステムの構築の現状についてコメントをお願いできればと思います。

岩田　現在1カ所の地域包括支援センターを、来年度より中部・北部1カ所と南部1カ所の計2カ所に増やして地域の皆さんに"より"近い処で対応してまいります。
　先に柳先生よりお話しがあった認知症カフェも常滑市は率先して取り組んでおります。
　ということで、常滑市も医療と介護が連携して市民の皆さんが暮らしやすい街づくりを進めてまいりたいと思っております。

司会　それでは終了いたします。

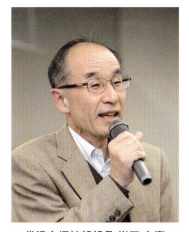

常滑市福祉部部長　岩田 久喜

COLUMN コラム

「高齢発症てんかん」と「認知症」の関係

　最近、「高齢発症てんかん」と「認知症」の関係が注目されております。

　「高齢発症てんかん」には意識障害はあるが痙攣がないものや脳波の異常が見つけにくいものがあって「認知症」と間違われるものがあります。
　また「認知症」に合併するものもあります。その場合、両者が同時に発症したのか、どちらかが先行して発症したのかはともかく、「認知症」と診断されている人に「てんかん」の薬を投与して「認知症」の症状が改善することがあります。

　「高齢発症てんかん」と「認知症」は共に多くの疾患の総称であり、したがって各々の症状も一定ではありませんから両者の関係を簡単に論じることはできません。しかし、今後、両者の関係をさらに追及していく必要があります。

あとがき

　認知症の行方不明、運転、独居での救急が社会的問題になっております。
　これらの問題は、団塊の世代が75歳以上となる2025（平成37）年を見据えて2015（平成27）年に厚生労働省が関係省庁と共同して策定した「認知症施策推進総合戦略（新オレンジプラン）」を基盤として、さらに「地域包括ケアシステム」の構築のなかで、社会全体で取り組むべき課題です。

　これらの課題を少しでも解決して、認知症に対しての明るい未来をつくっていきたいものです。

瀧田 資也　瀧田 恭代　瀧田 好一郎

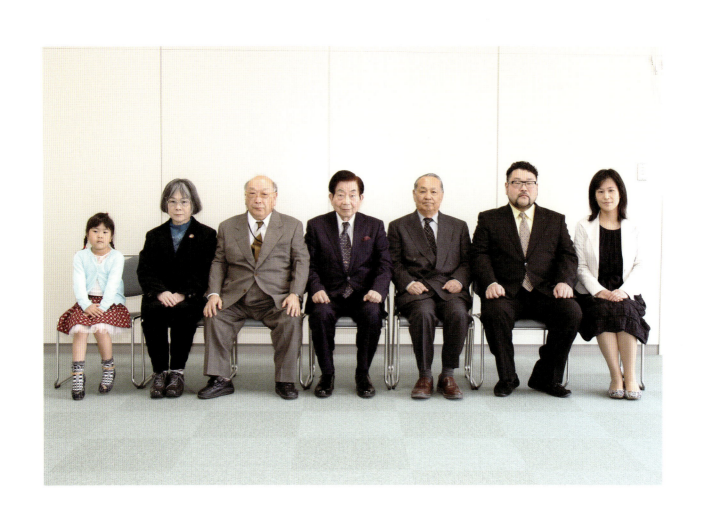

この本を亡き父・祖父瀧田福三と母・祖母瀧田照子に捧げます。

Profiles ■ プロフィール

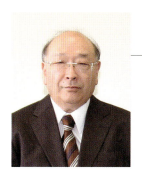

瀧田 資也
Motonari Takita

1968（昭和43）年 慶應義塾大学医学部卒業
名古屋大学医学部内科学第一講座所属
この間、国立名古屋病院（現国立病院機構名古屋医療センター）血液内科
同講座血液研究室（現病態内科学講座血液・腫瘍内科学）・同医学部附属病院血液内科
常滑市民病院内科

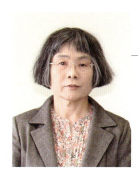

瀧田 恭代
Yasuyo Takita

1973（昭和48）年 信州大学医学部卒業
名古屋大学医学部小児科学（現発育・加齢医学講座小児科学／成長発達医学）講座所属
この間、同講座神経研究室（特にてんかん）・同医学部附属病院小児科
常滑市民病院小児科

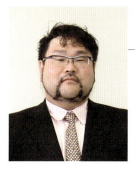

瀧田 好一郎
Koichiro Takita

2003（平成15）年 藤田保健衛生大学医学部医学科卒業
同医学部呼吸器内科学Ⅱ講座・同大学坂文種報德會病院呼吸器内科所属

■現在
医療法人瀧田医院理事長、理事として、瀧田医院（本院）、タキタデイプラザ（瀧田医院分院・タキタキッズプラザ・タキタシニアプラザ）、瀧田マッサージ・鍼灸治療院、有料老人ホームたきたやわらぎ邸を運営している。

ホームページ：takitaplaza.jp

認知症の
理解とその支援

■ 講演者 ■

柳 務

■ ゲスト ■

田中 誠

■ 発行日 ■

2016年9月10日［初版第1刷］

■ 編 集 ■

瀧田 資也　瀧田 恭代　瀧田 好一郎

■ 発行者 ■

医療法人瀧田医院

〒479-0836 愛知県常滑市栄町1-112
Tel.0569-35-2041　Fax.0569-34-8600
Eメール：info@takitaplaza.jp　ホームページ：takitaplaza.jp

■ 発行所 ■

関東図書株式会社

〒336-0021 埼玉県さいたま市南区別所3-1-10
Tel.048-862-2901　Fax.048-862-2908
Eメール：info@kanto-t.jp　ホームページ：kanto-t.jp

■ AD ■

武士デザイン　藤巻 武士

ⓒ2016 Printed in Japan
ISBN978-4-86536-024-0

● 乱丁本・落丁本はお取り替えいたします。
● 本書の全部または一部の複写・複製・転訳載および磁気または光媒体等への入力を禁じます。

本書は、アマゾンなどのネットブックストアからお求めいただけますが、下記でも対応いたします。
瀧田医院（本院）Tel.0569-35-2041 / Fax.0569-34-8600　タキタデイプラザ Tel.0569-36-2111 / Fax.0569-36-2226
関東図書 Tel.048-862-2901 / Fax.048-862-2908